L'OLÉO-THORAX

Considérations théoriques sur l'Action de

L'OLÉO-GOMENOL INTRA-PLEURAL

Son application dans le Traitement

DES ÉPANCHEMENTS PLEURAUX AIGUS ET CHRONIQUES

PAR

Le Docteur Edmond THIN

Ancien Externe des Hôpitaux de Paris
Ancien Interne de l'Hôpital Départemental de la Seine

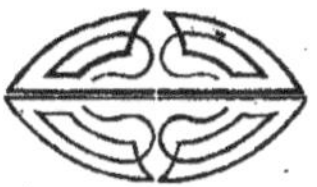

PARIS

AMÉDÉE LEGRAND, ÉDITEUR

93, BOULEVARD SAINT-GERMAIN, 93

1923

L'OLÉO-THORAX

Considérations théoriques sur l'Action de

L'OLÉO-GOMENOL INTRA-PLEURAL

—

Son application dans le Traitement

DES ÉPANCHEMENTS PLEURAUX AIGUS ET CHRONIQUES

PAR

Le Docteur Edmond THIN

Ancien Externe des Hôpitaux de Paris
Ancien Interne de l'Hôpital Départemental de la Seine

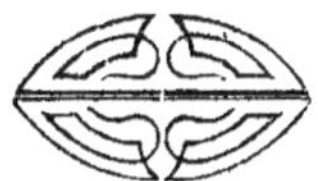

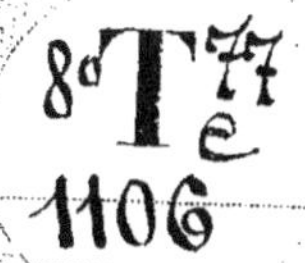

PARIS

AMÉDÉE LEGRAND, ÉDITEUR

93, BOULEVARD SAINT-GERMAIN, 93

—

1923

Avant-Propos

Au cours de notre internat à l'Hôpital Départemental de la
Seine, il nous a été donné d'observer un assez grand nombre d'épanchements pleuraux tenaces et récidivants de
natures diverses.

Devant l'insuccès habituel des méthodes de traitement
classiquement préconisées, au point que de ces pachypleu-
rites intarissables on a pu dire qu'elles faisaient le « déses-
poir des thérapeutes », nous avons été amenés à pratiquer
« l'Oléo-thorax ». Nous avons été guidés avant tout par la
notion de « Collapsthérapie », dont l'efficacité contre les
affections pleurales et pulmonaires n'est plus discutée et lui
vaut d'être à l'ordre du jour.

Les résultats obtenus nous ont paru si encourageants que
nous avons pensé les publier. Nous voudrions, dans ce travail, essayer d'exposer, outre les observations des malades
ainsi traités, les considérations de physiologie pathologique
qui nous ont conduit à pratiquer l'oléo-thorax d'une façon
systématique.

Considérations théoriques
sur l'action de l'Oléo-gomenol intra-pleural

Un fait peut sembler étrange : c'est la pauvreté et la timidité thérapeutique vis-à-vis des épanchements, pleuraux.

Nous n'avons, en effet, contre eux, qu'une seule arme : la Thoracentèse.

Or, si son utilité est indiscutable et indiscutée lorsqu'il s'agit d'un très gros épanchement entraînant dyspnée, cyanose, asphyxie, risques de syncope grave par déplacement du cœur et compression des gros vaisseaux, il n'en est pas de même en ce qui concerne les cas beaucoup plus fréquents d'épanchement de moyen volume parfaitement toléré, en apparence.

Il y a, en effet, un procès de la thoracenthèse, et partisans et adversaires apportent au débat des arguments d'importance.

Les adversaires de la Thoracentèse systématique sont de deux ordres. 1° Ceux qui la jugent inutile. Landouzy, notamment, écrit : « L'intensité et la longueur de la fièvre, la durée de l'affection, les sequelles thoraciques ne nous ont pas paru autres chez les pleurétiques pour lesquels nous gardions l'expectative armée que pour ceux chez lesquels avait été pratiquée la thoracentèse en vue de hâter sytématiquement la disparition du liquide. »

2° Ceux qui la jugent nuisible et dangereuse.

Ces adversaires font valoir, en effet, que le pleurétique trouve une partie de ses moyens de guérison dans la résorption même de son liquide pleural, liquide riche peut-être en principes curateurs toxinothérapiques et sérothérapiques.

L'Ecole Lyonnaise, notamment, a tenté de prouver que le liquide pleurétique était une défense de l'organisme contre l'invasion bacillaire, et dans ces conditions pourquoi priver l'organisme de ses chances d'auto-immunisation ; respectons, en somme, l'œuvre de la natura médicatrix.

Cette opinion si séduisante avait été l'origine de l'auto-séro-vaccination. Cette méthode, dont on attendait tant, n'a donné, hélas, que des résultats si peu encourageants qu'elle est actuellement abandonnée.

D'autres auteurs, notre maître Dumarest (d'Hauteville) en particulier, reprochent à la thoracentèse pure et simple la décompression pulmonaire qu'elle entraîne, décompression dangereuse, évidemment, dans un poumon en suspicion de germination tuberculeuse.

Au contraire, les partisans de la thoracentèse systématique s'appuient sur les théories suivantes : Il est inutile et même nuisible de soumettre le poumon à une compression prolongée, il perd ainsi son élasticité et devient apte à être atteint de processus scléreux et emphysémateux. .

Bien loin de posséder un pouvoir antitoxique, il est des cas où, au contraire, la résorption du liquide pleural provoque des accidents sérieux, telle l'observation rapportée par nos maîtres le Professeur F. Bezançon et S. I. de Jong : douze jours après une thoracentèse ils observaient une série d'accidents toxiques : douleurs rhumatoïdes, œdème des membres et de la face, douleurs lombaires, albuminurie, leucopénie, éosinophile transitoire mais considérable, fièvre légère ; le tout rappelant une intoxication sérique ; et les auteurs inclinent à les attribuer à la résorption de l'épanchement qui s'était précisément montré très toxique.

Paul Courmont a même constaté une albuminurie momentanée, mais constante, au cours du stade critique de la résorption de la pleurésie.

« Effet toxique sur le rein du liquide pleural résorbé par la circulation générale. »

Un autre argument à l'appui de la toxicité du liquide pleural est l'amaigrissement énorme des masses musculaires sus-jacentes, à tel point que cet amaigrissement a pu rompre l'équilibre musculaire entre les deux hémi-thorax et entraîner de véritables scolioses avec imbrication des côtes. Louis Fournier, de Limoges, a pu prouver par des mensurations que cet amaigrissement est d'autant moins prononcé que la ponction suivra de plus près la formation du liquide.

Indépendamment de ces inconvénients presque immédiats dus à la toxicité de l'épanchement, il faut envisager les séquelles définitives, et Marcel Labbé résume ainsi le pronostic de la pleurésie séro-fibrineuse : « S'il est souvent vrai qu'après une évolution quasi-cyclique, après deux à trois semaines, l'inflammation tombe, les exsudats se résorbent, la plèvre revient plus ou moins vite à la quasi-intégrité organique et fonctionnelle, n'empêche qu'il faut savoir compter avec un reliquat possible de sclérose corticale et d'adhérences pleurales dont le siège, l'étendue, l'épaisseur peuvent ne point aller sans quelque amoindrissement dans la cavité thoracique, sans quelque défaut d'amplitude respiratoire. sans quelque difformité du thorax, comme sans névralgies intercostales.

» Le Pronostic de la pleurésie séro-fibrineuse, bénin quoad vitam, garde une certaine sévérité dès que par delà la convalescence il s'agit d'envisager l'avenir du pleurétique. Il faut en appeler quoad futurum du pronostic toujours favorable que donnaient nos pères de la pleurésie simple, alors qu'ils n'envisageaient pas plus loin que l'épanchement. »

Le litige n'est pas tranché entre adversaires et partisans.

Pour notre part, nous considérons qu'étant donné la fréquence de la symphyse pleurale et sa gravité, il est nuisible de laisser s'organiser lentement les fausses membranes qui se développent au sein du liquide épanché et qu'il est préférable d'évacuer un tel liquide nocif et ne point le laisser résorber.

Mais certains épanchements se reproduisent après la thoracentèse avec une facilité décevante. Les ponctions réitérées n'arrivent pas à tarir ces pleurésies à répétition ; en quelques jours, le liquide remonte au niveau primitif et il en sera de même des semaines, des mois, des années.

Dans ces cas, la thoracentèse reste donc infructueuse. C'est alors qu'elle est même dangereuse, compression et décompression successives risquant de faire apparaître des signes graves de tuberculose pulmonaire et parfois de granulie généralisée.

A des opinions aussi contradictoires, Potain et Achard, en préconisant la Pneumo-Séreuse ont apporté un terrain d'entente : le remplacement du liquide épanché par de l'air stérilisé permet, en effet, de retirer le liquide en évitant les accidnts possibles dus à la brusque décompression pulmonaire en même temps que le poumon continue à bénéficier de la collapsthérapie.

C'est, évidemment-là, un grand progrès apporté à la question, malheureusement le rôle attribué à la Pneumo-Séreuse et sur lequel on fondait de grands espoirs pour assécher défintivement la plèvre et permettre sa *restitutio ad integrum* est, lui aussi, des plus sujet à discussion :

La grosse objection vient de l'apparition presque constante d'un épanchement pleural au cours du Pneumothorax thérapeutique (60 à 80 % des cas, selon les auteurs), épanchement chronique qui n'est autre qu'une pleurésie tuberculeuse où la présence de bacilles de Koch, parfois, en grand nombre est la règle.

Or, on sait que l'on ne tente le Pneumothorax thérapeutique qu'au cas où la plèvre est indemne cliniquement et radiologiquement même.

Il apparaît donc partiellement illogique d'insuffler de l'air ou de l'azote dans une plèvre qui sécrète dans le but de tarir cette sécrétion alors que cette insufflation dans une plèvre saine provoque, presque à coup sûr, l'apparition d'un épanchement abondant et tenace.

Nous avons pensé réaliser la collapsthérapie en pratiquant l'Oléo-Séreuse de préférence à la Pneumo-Séreuse.

Pourquoi avons-nous choisi l'huile ?

1° En raison de sa faible densité.

Il résulte, en effet, de cette propriété que l'huile surnageant, le moignon pulmonaire et la plèvre viscérale baignent dans l'huile au cas même où la plèvre continuerait à sécréter.

2° En raison de sa viscosité et de son pouvoir lubréfiant.

Cette viscosité fait que l'huile tapisse les feuillets pleuraux et leur forme un enduit adhésif, enduit lubréfiant tout à la fois qui facilite leur glissement et par son interposition prolongée au delà de la phase inflammatoire doit parer à tout danger de symphyse.

Rappelons à ce propos que Ch. Robin, sur des plèvres saines a pu recueillir jusqu'à quarante grammes d'un liquide auquel il attribuait un rôle lubréfiant, liquide très analogue à la synovie articulaire, laquelle, on le sait, a pu mériter le nom d'axongia articulorum, d'onguent articulaire.

Depuis longtemps, d'ailleurs, on a pensé à lubréfier les surfaces cruentées enflammées, susceptibles de contracter des adhérences. Attribuant aux corps gras un pouvoir anti-néoformateur, Martin se servait d'huile stérilisée et les chirurgiens américains et anglais emploient la paraffine.

L'injection d'huile dans les séreuses n'est pas, d'ailleurs, une nouveauté : Déjà en Juillet 1906, Glimm, élève de Lœffler publiait les résultats de ses expériences dans le traitement des infections du péritoine.

Glimm, par des expériences bien conduites, semble avoir démontré trois points :

1° Le pouvoir de résorption augmente dans une séreuse enflammée.

2° La résorption des exsudats est dangereuse pour l'organisme.

3° L'injection de corps gras dans cette séreuse arrête cette résorption.

Une expérience ancienne de Wegner et Recklingausen avait déjà montré qu'un corps gras injecté dans la cavité péritonéale oblitère, pour un temps assez long, les capillaires lymphatiques. Peizer avait déjà prouvé cet effet occlusif des corps gras : le sang d'animaux à péritoine huilé, puis ensemencé, ne donnait aucune culture, tandis que les animaux à péritoine non huilé présentaient des accidents septicémiques.

La tentation est grande, tant elle est logique, d'étendre à la séreuse pleurale ces conclusions établies pour la séreuse péritonéale.

Il résulte de ces considérations que nous aurions pu employer de l'huile pure, cependant nous y avons voulu joindre un antiseptique de sécurité et notre choix s'est fixé sur le Gomenol en raison de son grand pouvoir antiseptique, de son action modificatrice dans les tuberculoses locales (1), et aussi de son efficacité contre les suppurations bronchiques.

De plus, l'innocuité du Gomenol démontrée par M. le Professeur Desgrez, permet de l'employer à doses fortes et répétées sans risque de toute réaction pénible ou de tout reflexe fâcheux, point capital pour un médicament devant être injecté dans la plèvre dont on connaît l'extrême sensibilité.

(1) Koch n'a-t-il pas prouvé que les substances qui réussissent le mieux à arrêter in vitro le développement du bacille tuberculeux sont les huiles essentielles.

La Pratique de l'Oléo-Thorax

Restait à réaliser cette substitution de l'Oléo-gomenol au liquide pathologique sans à-coups, décompression totale et recompression trop immédiate risquant de traumatiser le poumon et de provoquer des accidents de divers ordres.

L'idéal eût été de faire pénétrer l'Oléo-gomenol par un trocart situé au niveau supérieur de l'épanchement tandis que le liquide exsudé était soustrait au point déclive, réalisant ainsi une substitution continue.

Plusieurs raisons nous y ont fait renoncer :

1° La difficulté de repérer le niveau supérieur d'un épanchement, lequel se redresse en lame de plus en plus mince.

2° L'obligation de faire deux ponctions, coup sur coup, difficilement acceptées du patient.

3° La différence de viscosité entre l'huile et l'exsudat rendant très délicat l'établissement de deux débits égaux et synchrones dans les systèmes de pression et d'aspiration.

Nous basant sur ce fait que l'Oléo-gomenol, étant de densité beaucoup plus faible que l'exsudat, devait monter rapidement à la surface sans se mélanger au liquide (tout comme dans une veilleuse) et se comporter comme un gaz insoluble injecté dans un liquide, nous avons transposé le dispositif que Duballen a imaginé avec l'appareil de Küss dans la pneumo-séreuse.

Le Trocart de Küss, de trop petit calibre, étant inutilisable en raison de la forte viscosité de l'huile, nous avons fait établir un trocart spécial ainsi combiné :

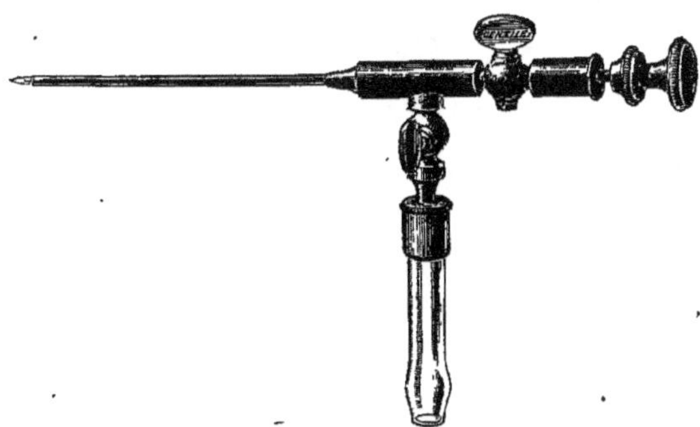

Ce trocart a pour diamètre 2 mm., pour longueur 5 cm. Il est soudé à un petit manche métallique sur lequel se trouve un robinet dans l'axe et latéralement une dérivation à robinet.

L'extrémité manuelle du manche est disposée pour recevoir à frottement (embout mâle de Pravaz) le robinet terminal du tube amenant l'huile.

Sur le robinet latéral s'adapte un regard suivi d'une petite olive destinée à recevoir le tube de l'aspirateur Potain. (Voir la figure ci-contre).

En résumé, la disposition de ce trocart permet de lui adapter à la fois un système de pression (amenant l'huile) et un système d'aspiration (pour l'exsudat), lesquels, grâce au jeu de robinets, fonctionnent alternativement.

La Technique est ainsi des plus simples et à la portée de tout praticien ; ce n'est, en somme, qu'une Thoracentèse et n'exige pas d'autres précautions.

L'Aspirateur est celui de Potain ou de Dieulafoy que tout médecin possède en son arsenal.

Pour lutter contre la viscosité de l'huile qui entraîne une forte résistance dans le tube de caoutchouc et le trocart, on

adapte à une des extrémités de l'ampoule suspendue à la
tête du lit une soufflerie de thermocautère.

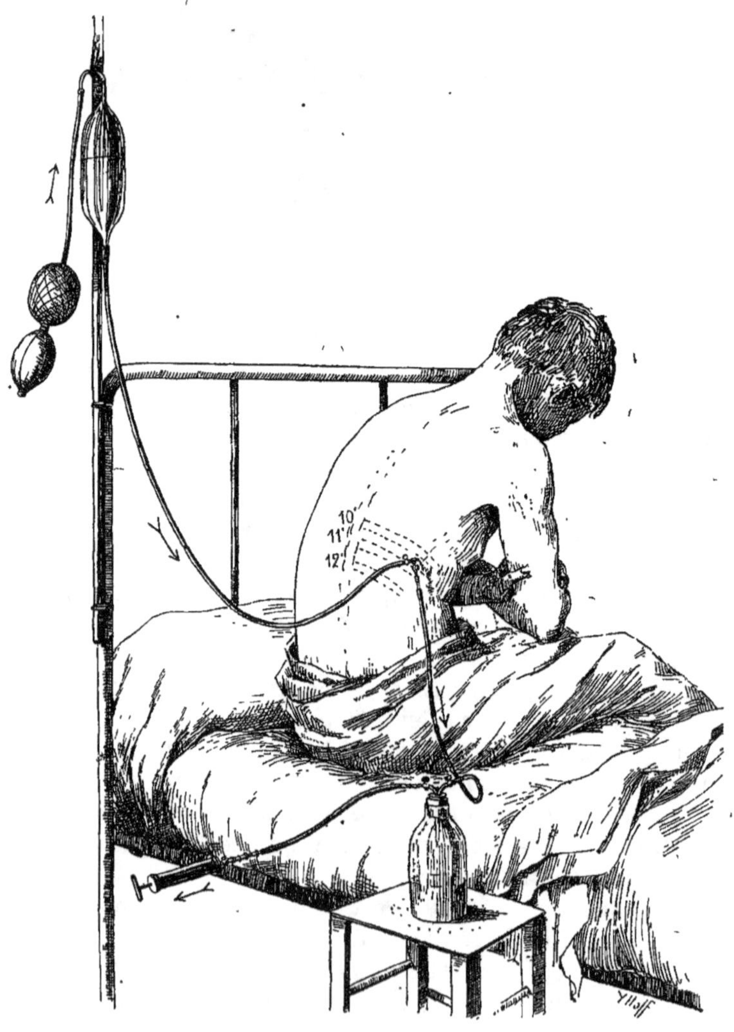

Nous donnons ci-contre le dessin du dispositif que nous avons adopté et avec lequel nous n'avons jamais eu le moindre incident.

Le malade est placé dans la position de thoracentèse, mais le plus confortablement possible, à cause de la longueur de l'opération.

On repére en arrière le 8ᵉ ou 9ᵉ espace pour attaquer le liquide au point le plus déclive possible : grâce à un ajutage mâle, prisonnier entre la pointe et le bouton, le trocart retiré vient buter sur l'ajutage en arrière du robinet ; à ce moment le robinet peut être fermé et le trocart retiré complètement sans crainte d'admission d'air.

On adapte alors le tube de caoutchouc amenant l'oléo-gomenol à l'extrémité manuelle du manche, puis sur le robinet, le latéral de dérivation, tube de l'aspirateur.

On soustrait 100 cm³ d'exsudat, que l'on remplace par 100 cm³ d'Oléo-gomenol, et ainsi de suite.

Quand l'Oléo-gomenol apparaît au regard d'aspiration il n'y a plus que de l'Oléo-gomenol dans la plèvre.

Pour les épanchements de 500 cm³ à un litre nous substituons à parties égales.

Naturellement dans les épanchements abondants nous injectons une quantité d'Oléo-gomenol moindre que la quantité de liquide retiré.

Evolution de l'Oléo-Thorax et Résultats

La résorption de l'Oléo-gomenol par la plèvre se fait avec une rapidité très variable — en général d'autant plus rapide que la pleurésie est plus aiguë.

En dix à quinze jours il ne reste plus trace d'Oléo-gomenol, ce dont on peut se rendre compte par l'arrêt d'exhalaison d'odeur de Gomenol par le malade.

S'il persiste des signes d'épanchement c'est que du liquide pathologique s'est reproduit. Il faut donc dans certains cas entretenir l'oléothorax.

Comportement du Malade

Généralement, le malade accuse un mieux-être. Il faut, naturellement, faire la part de l'influence psychique. La respiration est plus facile, même dans les cas où l'on a substitué à parties égales, ce qui semble indiquer que la dyspnée ne serait pas toujours d'origine mécanique.

Le plus souvent, le soir même de l'intervention une légère ascension thermique se produit et la température redescend en lysis régulier vers la normale. Même observation pour le pouls qui suit la température ; il est généralement bien frappé ; la tension artérielle se relève les jours suivants. Le malade est moins fatigué ; l'appétit est augmenté et le malade reprend du poids (V. Observations). Notons, en effet, que 500 grammes d'oléo-gomenol sont absorbées par l'organisme en dix jours environ, ce qui est un apport nutritif important.

Localement, nous constatons l'amélioration constante et progressive des signes d'épanchement et leur disparition.

Notons également l'absence de symphyse pleurale, résultat très appréciable. Nous nous permettons de faire remarquer que la symphyse pleurale est au contraire le mode de terminaison fréquent d'une pleurésie chronique traitée par les méthodes courantes, et nous savons que cette symphyse est souvent le point de départ d'accidents importants dans la mécanique cardio-pulmonaire.

Comme autre résultat notable, dans les trois cas de pleurésie tuberculeuse traités, nous n'avons observé aucune évolution parenchymateuse ultérieure.

L'Oléo-Thorax dans les Pleurésies purulentes tuberculeuses

Observation I

L. T..., 38 ans, électricien.

Antécédents héréditaires. — Mère décédée de suite de couches. Père mort à 73 ans ? 7 frères et sœurs, dont cinq sont morts en bas âge d'affection inconnue, une sœur aîné morte à 42 ans de pleurésie tuberculeuse.

Antécédents personnels. — Enfance malheureuse, mal soigné, mais vigoureux ; pas de souvenir de maladies d'enfance, ni d'adolescence.

Commence à travailler à 14 ans. Service militaire dans l'infanterie. 10 mois de service actif sans maladie.

Reprend son métier jusqu'à la guerre.

A la guerre, fait 21 mois de tranchées dans l'infanterie sans un jour d'indisponibilité. Passe dans aviation comme radio-télégraphiste et finit la guerre sans incident aucun. Démobilisé le 14 mars 1919, il part travailler dans les régions libérées en juin 1919, y mène une vie pénibe, dehors par tous les temps, mal logé, très à la dure. Résiste malgré tout et se maintient en bonne santé apparente jusqu'en juillet 1921.

A cette époque, il ressent une douleur, un point de côté à gauche, dans la région précordiale, supportable malgré tout ; en même temps apparaît une petite toux sèche. Un médecin consulté ne constate rien de marquant. L'Etat général était encore satisfaisant.

Peu à peu, le point de côté se fait plus violent, empêche tout travail : le malade perdait respiration dès qu'il se penchait.

L. T... reste de Juillet à fin août à Noyon, il épuise ses économies, revient à Paris incapable de tout travail, car il est essoufflé, il souffre du côté, il maigrit et perd ses forces.

Admis à Nanterre le 3 septembre, il monte à l'Infirmerie dans le service de M. le Docteur François-Dainville et il est traité tout d'abord pour rétention et infiltration d'Urine. (Notons à ce propos que le malade est tabétique et que la réaction de Wassermann est positive dans son sang.)

On découvre la pleurésie gauche et notre collègue Léonard lui

retire deux litres de liquide jaune-verdâtre louche (l'examen bac-
tériologique a montré des globules blancs altérés et de rares bacilles de Koch).

Un soulagement immédiat quant à la gêne intra-thoracique
s'ensuit, mais l'Etat général reste précaire. La Température, depuis le début, n'a jamais dépassé 38°.

A notre entrée dans le Service (janvier 1922), nous trouvons le
malade confiné au lit, dans un état cachectique, incapable du
moindre mouvement·tant la dyspnée est importante.

On trouve tous les signes d'un épanchement gauche formida-
ble : Voussure de l'hémi-thorax gauche, vibrations abolies,
silence absolu, matité sur toute la hauteur : Traube mat et
même absence de skodisme sous la clavicule. Le cœur est totale-
ment à droite, ce qui fait évaluer la quantité de liquide à plus
de trois litres.

On ponctionne d'urgence le 22 janvier, prudemment on ne
retire qu'un litre : soulagement passager, mais l'épanchement
augmente rapidement et le 15 février la situation est la même.
C'est alors que, pour la première fois, on pratique l'Oléo-Thorax.
On retire 2 litres 600 de liquide et on substitue 500 grammes
d'Oléo-gomenol à 2 %.

Amélioration immédiate du fait de la décompression et d'après
le malade réapparition de l'appétit et des forces.

L'Etat général continue à s'améliorer alors que les S. locaux
sont assez stationnaires.

Le 22 mars, on refait une substitution d'Oléo-gomenol, on
retire deux litres de liquide et on introduit 500 gr. d'Oléo-
gomenol.

Même progression consécutive de l'Etat général.

Le 27 avril : on retire 2 litres de liquide et on injecte 500 gr.
d'huile.

Le 27 mai : on ne peut retirer que 800 cm³ de liquide pathologique : il reste de l'Oléo-gomenol de l'injetion précédente. On
réinjecte 500 gr. d'Oléo-gomenol. Alors les signes d'épanchement disparaissent peu à peu. Le Traube devient de plus en
plus sonore. La rspiration s'étend dans la moitié supérieure
du thorax ; seule la matité persiste à la base où les vibvations
sont fortement diminuées.

Une ponction exploratrice montre qu'il n'y a plus de liquide.

Le cœur a repris une situation presque normale, il reste malgré tout médian, sans doute fixé par des adhérences.

Le malade se lève chaque jour depuis le mois de juin, il a repris des forces ; son poids a augmenté de 3 kg. 500 ; il ne souffre aucunement du côté et n'était son Tabes il pourrait reprendre ses occupations.

22 février 1923 : Il persiste des Signes de pachy-pleurite ; la respiration s'entend quoique très affaiblie. Quelques frottements pleuraux dans les fortes inspirations.

Aucun Signe d'infiltration parenchymateuse, même au sommet (le malade n'a jamais eu d'expectoration).

En définitive, malgré une compression, une atelectasie de plus de huit mois, le poumon a repris son jeu, son élasticité en partie.

La sclérose corticale pulmonaire n'est que partielle : il y a pachy-pleurite, mais non symphyse:

Cet heureux résultat venant corroborer céux communiqués par le docteur Bernou dans le même temps à l'Académie de Médecine, nous pensons que l'Oléo-Thorax trouve une indication majeure dans le traitement des pleurésies purulentes tuberculeuses.

Nous avons vu, d'autre part, que les épanchements venant compliquer les Pneumothorax thérapeutiques ne sont autres que des pleurésies tuberculeuses.

L'indication de l'Oléo-thorax s'étend donc à eux.

Nous n'avons pu expérimenter cette méhode en ce cas, mais nous nous le proposons le cas échéant.

Que ces épanchements soient dus à une fistule Bronchopleurale ou à des ruptures d'adhérences mettant à nu des tubercules non éteints, on conçoit que l'action de l'Oléothorax ne peut être que salutaire.

Sans oser prétendre que l'Oléo-thorax puisse supplanter le Pneumo-thorax, nous estimons qu'il le peut compléter.

La réalisation d'un « Oléo-pneumothorax » permettrait, croyons-nous, d'empêcher l'apparition de ces épanchements qui entravent l'entretien du pneumothorax et obligent à l'abandonner trop souvent.

Puissions-nous avoir aidé à résoudre cette difficulté, préoccupation actuelle des phtisiologues.

L'Oléo-Thorax dans les Pleurésies séro-fibrineuses tuberculeuses.

OBSERVATION II

C. D..., ciseleur, 46 ans, marié en 1905, père de deux enfants, l'aîné 16 ans, l'autre 14 ans, bien portants tous deux ; deux enfants morts de méningite, l'un à 13 mois, l'autre à 8 mois. Sa femme de très bonne santé.

Antécédents héréditaires. — Père mort de congestion pulmonaire ; mère 78 ans, en bonne santé.

Collatéraux. — Frère aîné mort à 8 mois ; 2 frères bien portants âgés de 53 et 43 ans, une sœur de 50 ans, tous en parfaite santé.

Antécédents personnels. — Pas de maladie importante dans le jeune âge. Constitution assez forte, faisait du sport, de la gymnastique ; a été soldat dans l'infanterie pendant trois ans sans un jour de maladie. En 1906, avait été réformé pour défectuosité physique de la mâchoire. Récupéré en 1915, part au 164ᵉ régiment d'infanterie, au front comme mitrailleur, y reste 21 mois ; envoyé à l'intérieur comme mécanicien. Pas de blessure. Pas de maladie. Reprend le travail après l'armistice, ciseleur à son compte. Congédié par son propriétaire, sans ressources, réduit à la misère il entre à la maison de Nanterre le 6 août 1921 où il travaillait à l'atelier des chaînes.

Vers novembre 1921 ses forces diminuent, il se fatigue vite, l'amaigrissement est progressif, perte de l'appétit et du sommeil.

Vers la fin de mars 1922 apparition d'un point de côté. Cette douleur s'accuse sans être accompagnée de dyspnée importante mais décide le malade à se présenter à la consultation.

Admis à l'infirmerie dans le service de M. François Dainville, le malade est examiné le 2 mai : il est pâle, amaigri, asthénique.

Les signes généraux sont inquiétants : température oscillante, irrégulière, rappelant la fièvre hectique d'un tuberculeux cavitaire.

Le pouls est rapide (à 120) petit.

La pression au Pachon est de 13-7 1/2.

Sueurs profuses.

On trouve tous les signes d'un épanchement pleural gauche de quantité moyenne. Le cœur n'est pas déplacé et le traube submat en faisant pencher le malade en avant est sonore dans le décubitus dorsal.

La ponction exploratrice ramène un liquide séro-hématique légèrement trouble dont la formule cytologique est la suivante : nombreuses hématies, nombreux lymphocytes, rares polynucléaires. Réaction de Rivalta fortement positive. L'inoculation au cobaye a déterminé après quatre semaines l'apparition de nombreux ganglions ilio-fémoraux et des granulations péritonéales.

Il s'agit donc d'une pleurésie chronique tuberculeuse.

La clinique et la radiographie ne montrent aucun signe de localisation à un sommet pulmonaire. Le malade ne crache pas.

Le 28 mai on pratique l'Oléo-thorax (Oléo-gomenol à 2 %). On retire 650 grammes d'exsudat et on y substitue 500 grammes d'huile.

Aucun incident sauf un clocher thermique à 39° le soir de l'intervention, mais la température qui était oscillante se stabilise peu à peu en lysis et le 12 juin elle est absolument normale.

Concurremment l'état général se relève, l'asthémie est moins complète, il y a reprise de poids et de forces.

Mais les signes locaux restant stationnaires on fait une ponction le 28 juin qui ramène un liquide séro-hématique mais pas trace d'huile.

Le 2 juillet on retire en tout 200 cent. cubes d'exsudat que l'on remplace par 300 cent. cubes d'Oléo-gomenol. Aucun incident, pas même d'élévation thermique passagère.

Depuis les signes généraux se sont amendés progressivement. Le malade depuis le 28 mai a repris 9 kilogs. Il ne souffre aucunement de son côté, pas de dyspnée. Pression artérielle 15 1/2-7 1/2.

Localement il persiste à la base de la matité, les vibrations sont très diminuées de même que la respiration que l'on perçoit dans les fortes inspirations. Le traube est sonore dans toutes les positions du malade.

Le 11 octobre la radiographie montre une opacité assez marquée vers la paroi axillaire, mais le diaphragme s'abaisse et le sinus s'éclaire légèrement ; une ponction ne ramène aucun liquide ; l'aiguille semble traverser une plèvre épaisse. Il y a pachy-peurite mais non symphyse. Le malade sort de l'Infirmerie et peut reprendre son travail.

OBSERVATION III

L. H..., manœuvre, 37 ans. Pas d'antécédents héréditaires et personnels à retenir, a été soldat dans l'infanterie et a fait la guerre dans les tranchées sans une heure de maladie.

Entre dans le service de M. le docteur François Dainville, le 15 avril 1922 pour fièvre et point de côté gauche violent siègeant à la base du thorax. La température est à 39°2, dyspnée légère en rapport avec la douleur ; pouls bien frappé à 110. A l'examen on trouve tous les signes d'un épanchement de moyen volume dans la plèvre gauche. Le traube est sonore et le cœur non déplacé. La ponction ramène un liquide citrin, légèrement hémorragique, où le microscope montre tout d'abord polynucléaires et lymphocytes en quantité à peu près équivalente. Réaction de Rivalta très positive. Inoculé au cobaye ce dernier est mort le quatrième jour présentant des crises convulsives que nous n'interprétons pas, car la nécropsie du cobaye n'a montré aucune lésion macroscopique: On se trouve en présence d'une pleurésie sérofibrineuse aigüe d'origine tuberculeuse.

Le malade ne crache pas et l'auscultation du sommet n'y décèle aucune trace d'infiltration parenchymateuse. La température descend régulièrement en lysis, le pouls suit la même marche. L'état général redevient satisfaisant mais les signes locaux d'épanchement restent absolument stationnaires. Une ponction ramène un liquide analogue à celui de la première ; mais lymphocytose presque pure et réaction de Rivalta moins positive.

Devant ce retard à la résorption le 2 mai on pratique l'Oléothorax : on soustrait 950 gr. d'exsudat que l'on remplace par 500 gr. d'Oléo-gomenol à 2 %. Aucun incident, légère ascension thermique le soir puis la température redevient normale pour s'y maintenir constamment.

Les signes locaux s'améliorent assez rapidement : le 19 mai, cliniquement et radiologiquement on ne trouve pas trace d'épanchement : la plèvre est moins lumineuse qu'à droite, présente un

voile étendu mais discret, le diaphragme joue presque normale‑
ment et le sinus s'éclaire.

Concurremment l'état général s'améliore, l'appétit est excellent,
le malade reprend forces et poids avec une grande rapidité.

Il pesait 47 kilogrammes le 2 mai, au mois d'août nous le re‑
trouvons pesant 63 kilogs.

Le malade a repris son travail et il ne souffre aucunement de
son côté où seule persiste une submatité légère.

OBSERVATION IV

L. A..., 62 ans, journalier, célibataire. Entré le 20 janvier 1923
dans le service de M. François Dainville, à la maison de Nan‑
terre.

Pas d'antécédents héréditaires et personnels à retenir. A tou‑
jours joui d'une excellente santé.

A l'entrée se trouve dans un état extrêmement grave rappelant
celui de la Grande Asystolie : Orthopnée, Cyanose, gros foie dou‑
loureux, œdèmes périmalléolaires. Tachy-arythmie. Oligurie.

On trouve un épanchement gauche extrêmement abondant et
l'on pense de suite à un hydrothorax chez un cardiaque ; mais
la température est à 38°5, l'épanchement est à gauche et les
signes de défaillance cardiaque sont postérieurs à un point de
côté violent dont le malade souffrait depuis près de dix jours.

Le cœur est complètement refoulé à droite. L'espace de traube
est mat, pas de skodisme sous la clavicule, matité hydrique ab‑
solue dans tout l'hémi-thorax, ce qui fait évaluer le volume de
l'épanchement à plus de 3 litres.

On pratique d'urgence l'Oléo-Thorax, retirant 1.600 cent. cubes
de liquide séro-citrin et on y substitue 500 grammes d'Oléo‑
gomenol.

Le lendemain on retire 1.500 cent. cubes d'exsudat jusqu'à ap‑
parition de l'huile injectée la veille.

L'xamen du liquide pleural décèle de nombreux lymphocytes
et polynucléaires, quelques hématies. Rivalta très positif. Pas de
microbes, Gram et Ziehl négatifs.

A la suite de l'Oléo-thorax les Signes d'Asystolie retrocèdent (nous devons dire que concurremment nous avions prescrit un traitement digitalique) progressivement. Les signes locaux d'épanchement s'atténuent parallèlement. Le 22 février, on trouve encore trace de liquide exsudé mais pas d'huile.

Le 9 avril, le malade guéri est examiné aux Rayons X, la base gauche est voilée, mais le diaphragme n'est pas soudé, on remarque seulement une lame pariétale gris foncé dans la région axillaire.

Il y a pachypleurite, mais non symphyse.

En trois mois, le malade est passé de 53 à 57 kg.

L'Oléo-Thorax dans les Pleurésies séro-fibrineuses
à pneumocoques

OBSERVATION V

C. G..., femme B..., 68 ans.

Pas d'antécédents héréditaires notables. Mère de 3 enfants
tous bien portants. Pas d'antécédents personnels à relater. Entre
à l'Infirmerie le 19 septembre pour frissons, courbature et point
de côté droit intense.

A l'examen, le 20 septembre 1922, les signes subjectifs sont les
mêmes, de plus la malade est légèrement dyspnéique. Elle tousse
fréquemment et l'expectoration fort abondante, gommeuse, très
collante est du type bronchique, mais avec de nombreux îlots
rouillés. (Nombreux Pneumocoques dans les crachats).

Température 39° ; pouls 110 ; respiration 40 à la minute.

Trace d'albumine dans les urines.

On trouve à la base droite un foyer cortico-pleural net et des
signes bronchiques importants : râles muqueux, ronchus, sibi-
lances disséminés dans les deux champs pulmonaires.

Les 21, 22, 23 septembre les signes généraux s'amendent : de-
fervescence thermique et pouls moins fréquent ; mais la toux,
l'expectoration, la dyspnée ont toujours les mêmes caractères.

Le 24 septembre, les signes locaux ont changé d'aspect : Apparition d'un syndrome liquidien à la base droite, la ponction ramène un liquide séro-fibrineux fort louche où l'on trouve des
polynucléaires en abondance et des pneumocoques.

Les jours suivants on note une augmentation du liquide qui
paraît bien toléré.

Le 30 septembre, étant de garde, nous sommes appelés d'urgence près de la malade, qui est en proie à une dyspnée presque
orthopnée.

On pratique l'Oléo-Thorax, retirant 800 gr. de liquide épanché,
et on y substitue 500 gr. d'Oléo-gomenol. Amélioration immédiate, léger clocher thermique, et, fait sur lequel nous attirons
particulièrement l'attention, c'est la cessation rapide des signes
bronchiques du côté opposé et de l'expectoration, laquelle a été
tarie en deux à trois jours.

Le 7 octobre, la dyspnée reprenant, on ponctionne à nouveau

et on retire 800 grammes de liquide séro-fibrineux louche jusqu'à apparition de l'huile injectée huit jours avant : on réinjecte 500 grammes d'huile.

Depuis, les forces ont repris. Toux et expectoration ont disparu ; pas de point de côté, pas d'essoufflement. Augmentation de poids de trois kilogrammes.

Le 2 novembre, on peut faire sortante la malade. Localement on ne trouve aucun signe : l'ampliation est la même à droite et à gauche. La respiration s'entend jusqu'à la base. Pas de frottements même dans les fortes inspirations.

A la Radio, le bas-fond du sinus droit est légèrement flou, mais s'éclaire, la course du diaphragme est normale.

OBSERVATION VI

" B. G..., 69 ans, célibataire. Pas d'antécédents morbides à noter, sauf une gastrite ancienne mal caractérisée : dyspepsie flatulente, aérophagie.

Entré le 2 février 1922 dans le service du docteur François Dainville, à l'Hôpital Départemental de la Seine, pour Pneumonie de la base gauche, pneumonie peu franche, mieux bronchoalvéolite corticale à pneumocoques. Début par frisson, point de côté. Pouls à 120, souffle tubo-pleural, expectoration rouillée où l'on trouve du pneumocoque en abondance. Etat général un peu inquiétant vu l'âge du malade.

Les jours, la défervescence se fait en lysis.

Mais une matité persiste à la base gauche et les vibrations sont abolies. Craignant une pleurésie purulente métapneumonique, on fait une ponction qui ramène un liquide séro-hématique un peu louche où l'on trouve des polynucléaires en quantité, des hématies et de nombreux pneumocoques.

Une forte gêne intra-thoracique accusée par le malade décide de l'évacuation du liquide, quoique le Traube soit encore sonore et le cœur non déplacé.

Le 18 février, on pratique l'Oléo-thorax : on retire 300 gr. d'exsudat et on réinjecte 500 gr. d'Oléo-gomenol à 2 %. La gêne respiratoire disparaît. Pas d'élévation thermique ; arrêt rapide de l'expectoration.

Par la suite, état général et état local s'améliorent rapidement, en trois mois le malade a repris 7 kilogr:.

L'huile absorbée, il ne reste cliniquement et radiologiquement aucune trace d'épanchement.

La guérison est complète, à peine un léger voile du cul de sac costo-diaphragmatique qui s'éclaire cependant.

L'intérêt de ces deux observations ne réside pas complètement dans la restitutio ad integrum des plèvres, fait assez fréquent dans les cortico-pleurites à pneumocoques, nous attachons surtout une grande importance à la disparition rapide des Signes Bronchiques et Alvéolaires, disparition que nous attribuons à l'action du Gomenol, dont l'efficacité sur les suppurations bronchiques a été signalée notamment par Guisez et Rosenthal. Ces deux auteurs n'ont-ils pas préconisé les injections intra-trachéales d'Oléo-gomenol dans les broncho-pneumonies ; or, l'établissement d'un oléo-thorax fait que le poumon suppurant se trouve plongé comme dans un bain d'Oléo-gomenol ; nous pensons qu'il doive en bénéficier au moins aussi efficacement que par la voie trachéale.

Ceci laisse à penser que l'Oléo-thorax trouverait une indication dans les autres suppurations pulmonaires, notamment dans la dilatation localisée des bronches où le Pneuthorax artificiel (tout au moins chez l'adulte) se montre insuffisant (Jean Hutinel. Thèse 1922).

Conclusions

L'Oléo-Thorax réalisé selon le procédé « par substitution discontinue » dont nous avons donné la technique, concilie les opinions si diverses et contradictoires émises à l'égard de la thoracentèse, laquelle se trouve ainsi justifiée dans tous les cas, puisque l'objection majeure de la brusque décompression pulmonaire tombe de ce fait.

Comme la Pneumo-séreuse, l'Oléo-séreuse laisse subsister le Collapsus pulmonaire dont les bienfaits sont reconnus de tous.

En outre, nous croyons pouvoir lui reconnaître d'autres heureux effets :

1° Elle diminue la résorption par l'organisme du liquide épanché.

2° Elle empêche les adhérences, l'organisation des fausses membranes et prévient ainsi la Symphyse.

3° Elle a une action antiseptique, microbicide, complétée par le Gomenol, action qui s'étend aux éléments broncho-alvéolaires sous-jacents.

4° La résorption de l'oléo-gomenol lui-même, loin de présenter un inconvénient quelconque, constitue un apport nutritif de premier ordre et un élément toni-cardiaque de grande valeur dans des affections où le retentissement sur le cœur constitue un grave danger.

Les observations que nous rapportons venant confirmer les considérations théoriques exposées plus haut sur l'Oléo-Séreuse, nous croyons pouvoir conclure que l'Oléo-Thorax constitue un traitement de choix des épanchements inflammatoires aigus et chroniques de la plèvre.

Bibliographie

Bɪʟʟᴏɴ, de Marseille. — Piesithérapie antiseptique pulmonaire par l'Azote Gomenolé. — Société Médicale des Hôpitaux 1914.

Bʟᴀᴄᴋᴇ. — The use of sterile oil to prévent intra peritoneal adhesions. — *Surgery, gynecology and abstetrics*, T. VI, Ch. 6.

Bᴏʀᴄʜᴀʀᴅᴛ. — Traitement des péritonites généralisées par injections intra-péritonéales d'huile camphrée.

Dᴜᴍᴀʀᴇsᴛ. — La Pratique du Pneumothorax thérapeutique. — Paris, Masson, 1919.

Dᴜᴍᴀʀᴇsᴛ et Mᴜʀᴀʀᴅ. — Pourquoi et comment le Pneumothorax est-il tantôt favorable, tantôt aggravant. — *P. M.*, oct. 1912.

Lᴏᴜɪs Fᴏᴜʀɴɪᴇʀ. — Traitement des pleurésies séro-fibrineuses par injection d'Oléo-gomenol à 20 %.

Prof. Dᴇsɢʀᴇᴢ. — Travaux sur l'innocuité du Gomenol (1908).

Gʟɪᴍᴍ. — Uber bauchfell resorption und ihre Beeingflussung bei peritonitis. — *Deuts. Zeits-Zur. chir.*, 1906, T. 83, p. 250.

Gᴜɪsᴇᴢ. — Suppurations bronchiques et intra-pulmonaires guéries par injection intra-bronchiques d'Oléo-gomenol (1910).

Hᴜᴛɪɴᴇʟ Jᴇᴀɴ. — Thèse inaugurale 1922. Paris : Dilatation des bronches (Arrette).

Lᴀɴᴅᴏᴜᴢʏ. — L'avenir du pleurétique.

Mᴀʀᴄᴇʟ Lᴀʙʙᴇ́. — Les pleurésies (in Gilbert et Carnot).

Mᴏɪɢɴᴇᴛᴇᴀᴜ. — Thèse de Paris, 1922 : L'Oléo-thorax comme traitement de la fistule pleuro-pulmonaire.

Rᴇᴄᴋʟɪɴɢᴀᴜsᴇɴ. — Zur tettresorption. — *Wirehow Arch.*, 1863, Bd 26, p. 172.

Vɪɢɴᴀʀᴅ et Aʀɴᴀᴜᴅ. — Injection intra-péritonéale d'huile camphrée dans le traitement des péritonites diffuses aiguës. Rev. de Chirurgie, mais 1912.

Imp. Commerciale Perrette, Limoges